W0365424

ASSOCIATION
Danièle Festy

L'association Danièle Festy a pour objet de poursuivre le travail de Danièle Festy, pharmacien, aromathérapeute et auteure de nombreux livres de vulgarisation sur les huiles essentielles, dont la célébrissime *Ma bible des Huiles essentielles*.

Retrouvez ses différents objectifs et renseignements pratiques (adhésion, inscription à la newsletter...) sur le blog danielefesty.com

Dans la même collection

L'huile essentielle de tea tree (arbre à thé), Les Petits Festy, 2020.
L'huile essentielle de lavande officinale, Les Petits Festy, 2020.
L'huile essentielle de citron, Les Petits Festy, 2020.

Design de couverture : Antartik
Photographie de couverture : Adobe Stock
Maquette : Sébastienne Ocampo
Illustrations : Fotolia, Kevin W. Épée

10 place des Cinq-Martyrs-du-Lycée-Buffon
75015 Paris – France
ISBN : 979-10-285-1815-8

Anne Dufour

HUILE ESSENTIELLE
Menthe poivrée

LEDUC.S
PRATIQUE

Mise en garde

Les huiles essentielles sont très simples à utiliser au quotidien. Mais elles sont aussi très efficaces, très puissantes, et à ce titre comportent des risques.

Dans ce livre nous vous proposons des situations courantes, que nous sommes tous susceptibles de rencontrer un jour ou l'autre dans notre vie. Et des solutions comprenant des huiles essentielles, des huiles végétales et des hydrolats. Nos recommandations et posologies concernent exclusivement les personnes de plus de 15 ans. Ne doublez jamais les doses, n'adaptez pas, ne remplacez pas !

Les informations délivrées dans ce livre ne remplacent en aucun cas une consultation médicale ni un traitement approprié à votre situation par un médecin. Et ce, bien évidemment, encore plus si la personne qui reçoit le soin est un enfant, une personne âgée ou fragilisée (maladie chronique, traitement médical au long cours, convalescence…).

TABLE DES MATIÈRES

LA MENTHE POIVRÉE EN PRATIQUE..............45

INTRO

Les huiles essentielles nous apprivoisent doucement mais sûrement. Très longtemps, ces petites protégées des parfumeurs ont servi les cosmétiques dans un quasi-anonymat. Plus récemment, elles sont sorties timidement des coulisses pour nous rappeler comment se soigner sans s'empoisonner. Dernièrement, elles se sont enhardies et ont mis leur grain de sel dans nos assiettes, nous faisant découvrir une palette de saveurs ébouriffantes dans la cuisine. Aujourd'hui, dans ce livre, nous vous proposons de découvrir l'huile essentielle de menthe poivrée : polyvalente et irremplaçable, elle illumine le quotidien, soigne, rafraîchit, purifie, embellit, régale… le tout 100 % naturellement.

Égypte ancienne, Grèce et Rome antiques rapportent déjà la menthe comme plante médicinale, y compris sous forme d'huile infusée (macérat de feuilles de menthe fraîches dans une huile végétale). Mais l'huile essentielle de menthe est bien spécifique. Elle n'a aucun rapport avec les « huiles de menthe » que vous pouvez préparer à la maison en vous inspirant de tutos disponibles sur Internet. Ces derniers vous invitent à confectionner des huiles infusées, douces et agréables mais nettement moins puissantes que l'huile essentielle de menthe.

Au fil des pages, vous allez découvrir 110 bonnes raisons d'utiliser l'huile essentielle de menthe poivrée. Hygiène et beauté, santé, recettes de cuisine, entretien de la maison, partout elle apporte son expertise. Elle fait face aux bobos du quotidien sans devoir sortir votre dictionnaire d'aromathérapie. Elle a tout prévu ! Une migraine, hop ! 2 gouttes d'huile essentielle (p. 71). Une transpiration excessive ? Elle livre le mode d'emploi pour y remédier (p. 80). Règles douloureuses, foie fatigué, mal des transports… les désagréments et pathologies trouvent tous une réponse !

Et entretenir son chez-soi sans inviter phosphate, sulfate, chlore et consorts polluants, ça ressemble fort à une autre bonne raison de faire appel aux huiles essentielles… Fini les surfaces graisseuses, avec les produits miracle faits maison (p. 119) ! Dehors, les acariens et fourmis (p. 121 et 123) !

Mais ne dévoilons pas ici les 110 bonnes raisons de partager sa vie avec l'huile essentielle de menthe poivrée, partez à sa découverte. Ah si, une dernière pour la bonne bouche : ça vous dirait des Saint-Jacques enrubannées à la menthe (p. 108) ?

Bien la choisir

Oubliez les étals de marché ou les boutiques bazar : on ne plaisante pas avec la qualité des huiles essentielles. En pharmacie, parapharmacie (rayon santé), dans une boutique de produits naturels ou bio, vous mettez toutes les chances de votre côté pour obtenir de bons produits et, peut-être même, des conseils en plus. Le flacon doit être en verre teinté (vert, brun, etc.) pour préserver les propriétés des huiles essentielles, sensibles aux rayonnements UV. L'étiquette doit mentionner, au minimum, le nom de la plante en français (Menthe poivrée), l'espèce botanique en latin (*Mentha piperita*), les coordonnées du laboratoire fournisseur, le numéro du lot, la partie de la plante d'où a été extraite l'huile essentielle (pour notre HE, la mention HEBD ou HECCT et la date de péremption. L'huile essentielle de menthe poivrée renferme des dizaines de molécules, d'où son large spectre d'action. Les plus caractéristiques pour ce qui est de l'odeur et du goût, sont le menthol et la menthone.

Bien l'utiliser

Dans une tisane, mêlée au bain, en friction, en massage, en inhalation, diffusée dans l'air ambiant… il y a une foule de méthodes pour profiter de la menthe poivrée. Mais chacune – par voie interne ou externe – doit être réalisée selon des doses précises et mieux vaut s'y tenir : n'improvisez pas, les huiles essentielles (HE) sont des pépites de bienfaits et d'arômes, à condition de les employer avec précaution.

Contre-indications et précautions d'emploi

- Attention à l'HE de menthe poivrée près de la gorge, elle peut provoquer des « resserrements », des sensations d'obstruction, même chez les adultes. C'est encore plus vrai si vous êtes asthmatique ou « réactif » , notamment aux odeurs. Dans ce cas, évitez d'appliquer cette huile essentielle (surtout peu diluée) aux abords de la gorge, et de la poser sous la langue. Si vous sentez une constriction « étouffante », ne vous affolez pas, éloignez évidemment tout de suite votre flacon de menthe poivrée, et attendez que le spasme se lève, ce qui devrait arriver en moins de 1 minute. Mais restez attentif.
- N'augmentez et ne multipliez jamais les doses indiquées dans nos conseils.

- Sauf mention contraire, n'avalez jamais les huiles essentielles pures : l'idéal est de les diluer dans de l'huile végétale. Sinon à défaut dans un peu de miel – qui reste un support correct mais pas vraiment un « diluant », donc qui ne stoppe pas la « morsure » de l'HE.
- Sauf exception (ponctuelle et sur une petite surface), n'appliquez pas d'HE pure sur la peau, diluez-les d'abord dans une huile végétale (HV) : amande douce, macadamia, jojoba…
- **L'huile essentielle de menthe poivrée est interdite aux bébés et aux jeunes enfants,** à cause de son menthol susceptible de provoquer un spasme de la glotte. Le risque : terminer aux urgences médicales. Il faut cependant savoir que le danger est lié principalement à l'usage du *menthol synthétique*. Par mesure de précaution, elle reste à utiliser prudemment jusqu'à 6-8 ans. Mais rappelez-vous que l'on consomme des bonbons, chewing-gums et autres produits « à la menthe » tels que le dentifrice, de manière ultra-courante dès l'enfance, et qu'il n'a jamais été rapporté un quelconque problème de ce type avec pourtant leur menthol puissant.
- L'huile essentielle de menthe poivrée, employée avec parcimonie et sans en « mettre dans le nez et la bouche » de l'enfant, ne posera aucun problème dans la famille. Mais, encore une fois, à réserver aux grands enfants, de plus de 7 ans. En dehors de cette

période délicate (jeune enfant/glotte), son risque de toxicité reste heureusement **très** faible, contrairement à d'autres huiles essentielles d'autres menthes, comme la menthe pouliot par exemple.

- Peaux très sensibles, allergiques, mieux vaut tester une huile essentielle avant de s'en servir plus largement : posez 1 goutte d'HE pure dans le pli du coude. Si dans l'heure qui suit aucune réaction n'apparaît, c'est qu'elle est bonne pour le service. Pour poser une goutte pure d'HE sur votre peau (ou celle d'un proche, ou même celle d'un animal), faites-le avec le petit doigt. Cela réduit nettement les risques de vous en mettre dans les yeux par inadvertance, après !
- Ne laissez jamais vos flacons d'HE à la portée des enfants.
- L'allergie à la menthe est très rare, mais potentiellement grave, comme toutes les allergies. Elle concerne essentiellement la prise de menthe par voie orale (thé à la menthe, bonbon à la menthe, HE de menthe…) : picotements dans la bouche, lèvres qui enflent, maux de ventre, nausées voire vomissements. Arrêtez tout évidemment ! En cas de réaction violente (difficultés respiratoires), c'est une urgence médicale, appelez le 15. L'allergie cutanée à la menthe existe aussi, c'est alors une dermatite de contact : rougeurs, démangeaisons, gonflements voire cloques… L'huile essentielle de menthe poivrée n'est pas pour vous dans ce cas, cela va sans dire !

Rappelez-vous que la menthe fait partie de notre quotidien culinaire et que l'HE de menthe poivrée, utilisée avec discernement, est très sûre.

Entendons-nous bien

- HE = huile essentielle
- HV = huile végétale

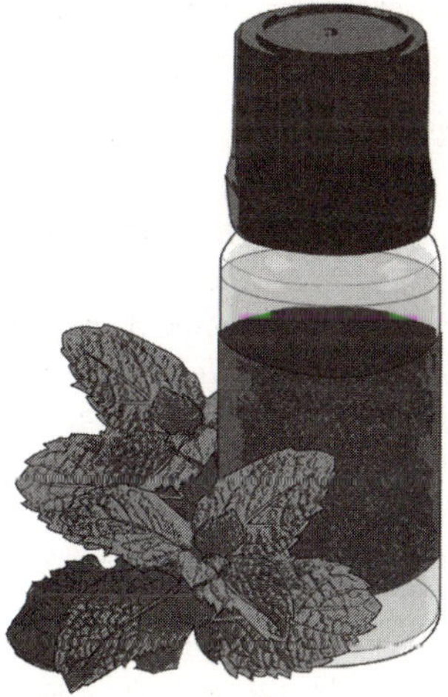

MEN POI

LE B.A.

THE

VRÉE

-BA

Migraine, règles douloureuses, coup, choc, traumatisme… l'huile essentielle de menthe poivrée est LA solution aromatique à la douleur. C'est la vedette des premiers secours, le contrecoup immédiat, le SOS Bobo qui apaise les coups, circonscrit les contusions… Elle brille également par ses vertus digestives. Intoxication alimentaire, nausées, vertiges, foie engorgé… elle décongestionne le système digestif et apaise les troubles jusqu'à garantir une haleine fraîche ! Elle se targue d'une qualité très appréciée en ces temps de malbouffe et de pollutions en tous genres : elle détoxifie l'organisme. Côté cosmétique, elle saura là encore rendre de multiples services, se faisant tonique dans un gel douche « fraîcheur » ; réfrigérante dans un gommage « fraîcheur de vivre » ou encore délassante dans un massage pour les jambes. Comme toutes les huiles essentielles, la menthe poivrée est antibactérienne, ce qui l'autorise à combattre aussi bien les refroidissements et désagréments respiratoires de l'hiver, qu'à faire office de déodorant efficace et rafraîchissant. Et même à assainir l'air ambiant, en diffusion. En cuisine, elle donne des accents anglais à la mousse au chocolat, et dans la salle de bains, un coup de fouet à vos savons (voir p. 88).

SA CARTE D'IDENTITÉ

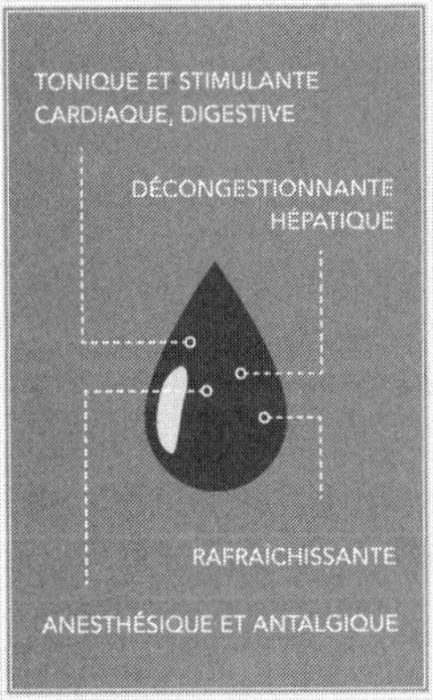

Nom botanique

Mentha piperita.

Odeur

Mentholée, rafraîchissante, montante et puissante.

Saveur

Brûlante, poivrée, astringente, piquante et légèrement amère.

Principaux constituants biochimiques

Monoterpénols : menthol.
Monoterpénones : menthone

Origine géographique

France (Milly-la-Forêt, Gard…).
Inde.
États-Unis.

Précautions d'emploi

- Strictement interdite aux enfants de moins de 3 ans.
- Avec précaution et parcimonie jusqu'à 6-7 ans, et uniquement à faibles doses et par voie externe de 6 à 12 ans (aucun problème dans ce cas).
- Interdite aux femmes enceintes et allaitantes.
- À utiliser avec précaution en cas d'asthme, d'épilepsie – en général, tournez-vous vers des HE plus sécuritaires pour vous, même si elle est tout à fait compatible avec un asthme léger si non inhalée.
- Une application pure est possible ponctuellement, mais seulement sur une petite surface (moins de 5 cm^2), sinon risque de surdosage et donc d'hypothermie et d'autres effets secondaires.
- En cas de prise de traitement homéopathique, espacez de 2 heures avec l'huile essentielle de menthe poivrée.
- La menthe poivrée est toxique chez le chat, un peu moins chez le chien mais elle peut le gêner. Donc n'essayez pas de soigner vos animaux domestiques avec, et ne diffusez pas cette HE si vous avez un chat (mais vous avez le droit de l'utiliser pour vous !).

- En revanche, on peut employer cette huile essentielle sur les équidés (chevaux, poneys), mais en cas de blessure aux bras ou au jambes seulement – car ainsi elle se trouvera loin de leurs yeux, nez, langue. Alors, c'est un bon réflexe « stop-douleur » en cas de choc, coup, blessure, on l'appliquera directement sur la plaie comme premier soin. Naturellement, sur une petite blessure et donc en petite quantité ! Sur des grandes surfaces de peau abîmée à « lessiver », pourquoi pas de l'hydrolat de menthe poivrée, doux, légèrement antiseptique et frais.

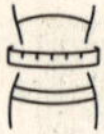

Équilibre physique et santé

★★★

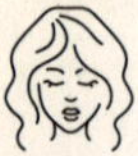

Équilibre émotionnel et nerveux

★★★

Hygiène quotidienne

★★★

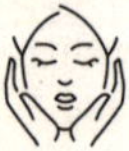

Beauté de la peau

★★★

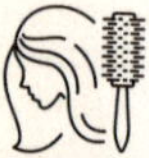

Beauté des cheveux

★★

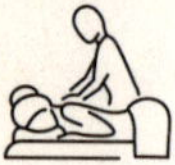

Application sur la peau, massage et automassage

★★★

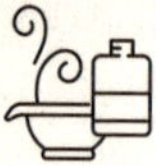

Diffusion et inhalation

★★

Cuisine (plat et boissons)

★★★

SES MISSIONS

Pour soigner le corps et l'esprit

- C'est un puissant anesthésiant (douleurs des règles, migraines, coups…).
- Amie des femmes, elle aide à retrouver un cycle plus régulier et à mieux supporter les petits troubles menstruels.
- Elle décongestionne le foie et détoxifie l'organisme.
- Antispasmodique et stimulante pour les sécrétions digestives, elle apaise les troubles digestifs (colites, crampes digestives, intestins irritables, mal des transports, nausées, reflux gastro-œsophagien…), et assure une haleine fraîche.
- Elle est anti-infectieuse et antibactérienne.
- Elle aide en cas de problème viral douloureux qui se manifeste à fleur de peau comme l'herpès ou une névrite.
- Elle est antinausées, anti-mal des transports.

- Elle soulage les maux de tête et le stress.
- Elle est excellente pour la circulation sanguine, notamment veineuse, et elle tonifie les vaisseaux sanguins.
- Elle est anti-fatigue physique et mentale.
- Elle aide à se débarrasser des sécrétions bronchiques et nasales (rhume, toux…).
- Elle est anti-inflammatoire.
- Antivirale, elle est intéressante dans un contexte d'épidémie – de grippe, rhume, gastro-entérite, coronavirus…
- Elle fait baisser la fièvre.

Pour l'hygiène quotidienne et la beauté

- Elle apporte un effet rafraîchissant à tous les cosmétiques qui l'embarquent.
- Elle lutte contre la transpiration excessive.
- Elle est excellente pour les cheveux (beauté, repousse).
- Elle traite les petites imperfections (boutons, acné), apaise les zones irritées, rouges, qui démangent…
- Elle est tonifiante.

Pour parfumer et prendre soin de sa maison

- Elle éloigne les moustiques, les mouches, les fourmis et les mites.
- Elle désodorise (WC…), « rafraîchit » l'atmosphère, purifie l'air ambiant.

Pour se régaler

- (Presque) tout lui est permis, sucré comme salé. Viandes (l'agneau confit et sa fameuse sauce à la menthe), crudités (concombre-yaourt grec, tomates, melon…), légumes (courgettes farcies à la brousse, tian d'aubergines…), soupes (froides, aux petits pois, au concombre…) et fromages de chèvre en sont de bons exemples. Pour le sucré, même profusion : les entremets, flans, smoothies, boissons (fraîches ou infusions), coulis, salades de fruits et bonbons en frissonnent pour notre plaisir.

SES MEILLEURS AMIS

Les huiles végétales

L'huile essentielle de menthe poivrée se mêle intimement aux huiles végétales sans rien perdre de ses propriétés. Au contraire, l'huile végétale ralentit son passage sous notre peau mais, du coup, le prolonge, et rend ainsi son efficacité moins mordante et plus durable, exactement ce que l'on recherche en général.

A priori, n'importe quelle huile végétale peut servir de support à une HE, pour n'importe quel soin aroma : si vous n'avez à la maison que de l'huile d'olive ou de tournesol, utilisez-les, c'est toujours largement mieux que rien. Mais dans l'idéal, autant choisir une huile végétale possédant ses propres propriétés beauté, bien-être, confort ou thérapeutiques. Consultez ici leur CV pour connaître leurs meilleurs atouts.

AMANDE DOUCE

➡ Ses propriétés

- Elle a des vertus adoucissantes, calmantes. Donc intéressante en cas d'irritation, brûlure.
- Elle aide à prévenir les vergetures.
- En hiver, pensez à elle contre les gerçures et crevasses.
- Elle est hydratante et apaisante.
- Elle est antidémangeaisons.

➡ En pratique

- C'est une base de massage parfaite.
- Convient à tous les types de peau, à toutes les situations.
- Elle peut servir de soin d'appoint pour les peaux abîmées : main, coude, pied, corps…

ARGAN

➡ Ses propriétés

- Réparatrice et régénératrice, elle prévient le vieillissement de la peau (pollution, soleil…).
- Elle a une action anti-âge.
- Elle a un fort pouvoir antioxydant.
- Pensez à elle dès que la peau est abîmée, brûlée, agressée.
- À tenter contre les marques : cicatrices, choc, vestiges de boutons (acné, varicelle), piqûres…
- Elle protège des agressions climatiques (sécheresse, vent, fortes chaleurs, grands froids).

➡ En pratique

- Très fine, facilement absorbée par la peau.
- Utilisez-la pour renforcer et nourrir vos ongles en détresse.
- Idéale pour les cheveux secs abîmés. Et aussi pour les cheveux bouclés, frisés.
- Si vous en trouvez, préférez l'huile d'argan « désodorisée », à moins que vous appréciiez le parfum très typé de l'argan (mais tout dépend du fabricant : certaines marques non désodorisées ont une odeur très douce).

ARNICA

➡ Ses propriétés

- Elle calme les douleurs musculaires, articulaires, ligamentaires et tendineuses.
- Elle est efficace contre les bleus, les chocs, les hématomes (à condition qu'il n'y ait pas de plaie).
- Elle est bonne pour la circulation du sang, donc en cas de jambes lourdes, varices, etc.
- Elle aide à redonner « bonne mine » (si la pâleur est liée à un afflux de sang trop faible).
- Pas mal en cas de petite irritation cutanée, de peau « râpée », rougie… tant qu'il n'y a pas de blessure, de plaie.

➡ En pratique

- L'huile reine du massage dès que l'on a mal (coups, œdèmes, bleus, entorse, courbatures, rhumatismes…).
- **Attention :** il ne faut PAS l'avaler, elle est toxique par voie orale ! On l'utilise exclusivement en externe, et sur peau saine, sans plaie (irritation OK).

CALENDULA

➡ Ses propriétés

- Elle est apaisante, nourrissante.
- Puissamment anti-inflammatoire et antidouleur, elle est conseillée aux peaux « douloureuses » pour différentes raisons, y compris les névrites. Elle apaise les peaux « gonflées » à cause d'une réaction inflammatoire, allergique ou non : œdèmes, brûlures…
- Elle est recommandée aux peaux sensibles, couperosées, irritées.
- Légèrement antiseptique et anti-inflammatoire, elle aide à reconstituer l'épiderme agressé en cas d'eczéma, de psoriasis, et même feu du rasoir, petites plaies voire escarre.

➡ En pratique

- À choisir si la peau ou les muqueuses sont irritées ou enflammées.
- Elle s'utilise exclusivement en usage externe.
- Ce n'est pas le bon choix si la surface à traiter est étendue. Mieux vaut alors changer d'huile ou la « couper » avec une autre huile végétale.

CALOPHYLLE

➡ Ses propriétés

- Dans le monde des huiles végétales, elle est un peu « à part » : elle est très aromatique et c'est un soin à elle seule grâce à ses puissants actifs.
- C'est LE produit de support pour favoriser la circulation et fluidifier le sang, vraiment indispensable pour traiter les varices, hémorroïdes, phlébites superficielles, couperose et autres « accidents circulatoires ».
- C'est un bon choix pour traiter les jambes lourdes ou faire un drainage lymphatique.
- Elle décongestionne le bas-ventre.
- Elle est antiseptique, anti-inflammatoire, et convient bien en cas d'accidents cutanés, de plaies, d'escarre, de fissure, de crevasse, de zona et autres agressions cutanées.
- Elle est utile en cas de chute, de fatigue.
- Antidouleur, elle est superbe contre les maux de l'appareil locomoteur, y compris aigus comme les crises de goutte.
- Parfaite pour les sportifs et tous ceux qui souffrent des muscles, des articulations, des tendons.

➡ En pratique

- Huile assez colorée (jaune voire verte), elle est souvent conseillée par les aromathérapeutes. Son odeur est chaude, « alimentaire », elle rappelle celle du paprika ou du curry.
- C'est l'une des rares huiles végétales que l'on peut recommander en cas de plaie ou de peau « lésée », donc sur les boutons, les coupures, etc.

JOJOBA

➡ Ses propriétés

- Elle est antiacné.
- C'est un bon anti-âge cutané.
- Elle est coupe-vent, coupe-froid : pas mal pour protéger sa peau en milieu hostile, et la réconforter de retour à un environnement plus accueillant.
- Elle convient aux peaux grasses et mixtes, qu'elle « dégraisse » peu à peu.
- Elle est indiquée en cas de cheveux gras ou cassants.

➡ En pratique

- Très liquide et peu fragile, deux atouts importants !
- Génie esthétique : parfait produit polyvalent pour la peau et les cheveux.

MACADAMIA

➡ Ses propriétés

- Dans son genre, un peu comme celle de calophylle, l'huile de macadamia est un phénomène. Ses propriétés adoucissantes et hydratantes tiennent à sa très haute teneur en acide palmitoléique, un « bon gras » précieux et rare.
- Elle est très fluide et extrêmement pénétrante. Elle ne laisse aucune sensation de gras après application. Elle est particulièrement adaptée aux troubles circulatoires et lymphatiques.
- Elle est exceptionnellement restructurante et adoucissante (en raison de sa composition rare).
- Elle est idéale pour les peaux fragiles.
- Elle est conseillée en cas de vergetures, gerçures, crevasses, cicatrices.

- Votre alliée en cas de coups de soleil, vent chaud ou glacé, aléas climatiques de tous types, sécheresse… : appliquez-la sur peau et cheveux avant une incursion en milieu hostile. Par exemple pas mal en randonnée, à la montagne, sur un bateau…

➡ En pratique

- C'est une base de massage parfaite, plutôt adaptée aux peaux adultes étant donné ses propriétés circulatoires, nourrissantes et protectrices.
- Assez épaisse, de couleur jaune soutenu à vert, elle reste cependant discrètement parfumée : son odeur évoque celle de la noix.
- Elle ne laisse pas de sensation de gras.

NOISETTE

➡ Ses propriétés

- Ultra-pénétrante, c'est une « huile de base » très agréable et parfaite pour des soins d'agrément, notamment pour les peaux grasses et mixtes, ce qui est plutôt rare !

- Elle facilite le drainage (circulation veineuse).
- Elle est idéale pour les peaux rougissantes, les cheveux fins, secs, abîmés.

➡ En pratique

- Elle est très jaune et un peu épaisse, mais plus fluide que l'amande douce.
- Pas mal du tout en massage capillaire, pour redonner du peps et de l'épaisseur aux cheveux, de la tenue aux pointes.
- Elle est employée en usage interne (à avaler) ou en massage.
- Elle est idéale pour les peaux rougissantes, les cheveux fins, secs, abîmés.

ROSE MUSQUÉE

➡ Ses propriétés

- Cicatrisante, c'est l'huile végétale « miracle » pour faire une belle cicatrice, fine et invisible.
- Bonne pour la circulation du sang.
- À choisir en priorité en cas de problèmes de peau « insolubles » (dartre, eczéma, peau lésée…).

- Exceptionnellement riche en composants anti-âge, elle est indiquée contre le vieillissement prématuré, les rides.

➡ En pratique

- Huile rare et chère, mais remarquable et irremplaçable.
- Elle est très agréable d'emploi, sent bon le « frais ». En revanche, sa couleur foncée (parfois carrément rouge) la rend assez peu discrète, et sa texture très visqueuse la cantonne aux applications circonscrites.

SÉSAME

➡ Ses propriétés

- Anti-UV, elle possède un « filtre solaire » intégré.
- Elle est utile contre la pollution, les rayons solaires, et pour régénérer la peau.
- C'est un bon choix si vous desquamez (pertes anormales de cellules cutanées).

➡ En pratique

- Très fluide, de couleur très claire, elle est très agréable au toucher. Mais elle sent le sésame, vous êtes prévenu… !
- Attention aux allergies ! L'huile végétale de sésame est potentiellement allergisante, surtout (évidemment) chez une personne allergique au sésame. Rarement raffinée, elle renferme donc des protéines de sésame : même si ce ne sont que des traces, ces protéines peuvent suffire à déclencher une réaction chez les enfants, ados ou adultes prédisposés.

PRÉCAUTIONS D'USAGE APRÈS UNE APPLICATION OU UN MASSAGE AUX HUILES ESSENTIELLES

- ***Lavez-vous soigneusement les mains avant et après*** tout massage aromatique. Avant, par hygiène. Après, pour éviter de mettre des HE dans les yeux par inadvertance.
- ***Test de sécurité***. Votre peau se constelle de rougeurs au contact du plus petit pansement ? Faites le test de tolérance indiqué p. 14, cette fois-ci avec le mélange huile essentielle-huile végétale, avant de l'étaler sur tout le corps.

- ***Pour préparer vos mélanges, utilisez des huiles végétales de bonne qualité :*** extraites à froid et/ou bio.
- ***N'appliquez jamais d'huile essentielle insuffisamment diluée sur les muqueuses***. Les muqueuses, pour rappel, ce sont toutes les zones du corps tapissées d'une couche de peau humide (les narines, l'intérieur de la bouche, le vagin, l'anus).
- ***Ne vous précipitez pas sous la douche après un massage aromatique !*** Drapez-vous dans un peignoir chaud et douillet pendant au moins 10 minutes pour laisser le temps aux HE de finir le travail. Reprenez alors vos activités, ou filez sous la couette, selon l'heure de la journée.
- ***Les massages à visée circulatoire doivent toujours être effectués dans le sens de la circulation de retour***, c'est-à-dire de la périphérie vers le cœur.

L'hydrolat de menthe poivrée

Il aurait pu s'appeler « eau essentielle », puisqu'il est, comme les huiles, issu de la distillation des plantes aromatiques : le processus passe par un alambic, avec à l'arrivée deux produits bien distincts, l'huile essentielle qui flotte et, en dessous, l'hydrolat. À la différence de l'huile essentielle, l'hydrolat s'utilise généreusement, pur directement sur la peau, en lotion tonique, ou comme eau parfumée, par exemple. Il entre dans la composition de nos produits maison : bien moins puissant que l'huile essentielle, il est moins intimidant à manipuler pour réaliser ses cosmétiques ou ses recettes de cuisine. Au-delà de son caractère bien plus « léger » et moins « puissant » que les HE pour cause de « faible quantité de molécules aromatiques », l'hydrolat diffère aussi des huiles essentielles par le profil même de ces molécules aromatiques. En effet, il renferme principalement les molécules hydrosolubles (solubles dans l'eau), comme les alcools, aldéhydes aromatiques, cétones, phénols, oxyde 1,8 cinéol…) mais pas du tout ou presque pas de molécules liposolubles (solubles dans la graisse ou l'alcool) comme les esters, les lactones, les terpènes, les phénols méthyl éthers…).

L'hydrolat diffère aussi d'une tisane par exemple, dans le sens où il ne renferme pas les « grosses » molécules habituellement présentes dans une infusion ou une décoction, telles que les tanins ou les mucilages, et autres molécules « lourdes » : seules les petites molécules toutes légères se trouvent dans l'hydrolat, ce qui en fait un produit de phytothérapie et d'aromathérapie tout à fait à part. Ainsi, le fait qu'il soit constitué quasi exclusivement d'eau le rend spécialement adéquat pour les soins par voie orale, ou encore les soins de la peau, elle-même si aqueuse : l'eau de l'hydrolat traverse presque tout de suite la couche cutanée pour pénétrer dans notre corps, tandis que les quelques molécules aromatiques issues des HE filent rejoindre les graisses de la peau.

Même si l'utilisation des hydrolats n'est pas encore très répandue en France, il y a de grandes chances pour que cela évolue. Vous constaterez très vite que c'est une manière comme une autre de profiter de l'aromathérapie. Les hydrolats s'appliquent, se boivent (ponctuellement ou en cures, généralement respectivement à raison de 1 cuillère à soupe par tasse/verre d'eau ou par bouteille d'eau ou autre boisson à consommer au cours de la journée), se respirent, et prennent… des bains ! On peut même les inhaler, lorsque les HE sont trop « fortes », les utiliser comme spray nasal, douche à yeux… Le peu de contraintes imposées par les hydrolats autorise un usage tous azimuts, y compris de rapprocher hydrolats et huiles essentielles, par exemple dans un vaporisateur (on secoue bien avant de vaporiser) ou un diffuseur humide (on remplace l'eau par l'hydrolat). Pourquoi, d'ailleurs, s'arrêter à ce mariage ? Les hydrolats se combinent parfaitement avec des infusions, du thé, des recettes de cuisine, et plus sur un plan thérapeutique, avec l'aromathérapie classique (huiles essentielles), la gemmothérapie, les élixirs floraux… Nos amis à 4 pattes en profitent aussi, qu'il s'agisse de nettoyer des plaies, apaiser des irritations ou autres piqûres d'insectes, soulager des articulations douloureuses via des compresses judicieusement posées.

L'hydrolat est parfois appelé « eau florale », ce qui est effectivement synonyme si et seulement si nous avons affaire à un hydrolat de fleur (par exemple lavande officinale, rose de Damas…). Ici, pour la menthe poivrée, comme ce sont les feuilles qui sont distillées, l'hydrolat obtenu n'est pas une eau florale, tout au plus pourrions nous parler « d'eau de feuilles ».

BIEN LE CHOISIR

La médiocrité ne passera pas par vous ! Il est si fréquent de trouver des hydrolats impurs, dilués, contrefaits, voire pollués, qu'il faut ouvrir l'œil. Soyez intransigeant, achetez-le 100 % pur biologique et sans conservateur. Comme pour les huiles essentielles, l'espèce botanique en latin doit être mentionnée (*Mentha piperita*, pour l'hydrolat de menthe poivrée), ainsi que la précision « issu de la distillation de plantes ». Si c'est possible, sentez le flacon, car même si l'odeur est moins concentrée que celle d'une huile essentielle, elle doit être très présente. Enfin, le prix peut être une indication : très bas, il dissimule sans doute une pâle copie, probablement dénuée de principes actifs et donc sans aucun intérêt cosmétique ou santé.

BIEN LE CONSERVER

Comme l'huile essentielle, l'hydrolat est fort sensible à la lumière et à la chaleur. Et puisqu'il ne contient que très peu de molécules aromatiques, il se conserve beaucoup moins bien. Préservez-le des variations de température et de la lumière en le plaçant bien à l'abri au réfrigérateur.

Il gardera toute la puissance de ses molécules actives pendant quelques mois, au frais, à partir de la date de fabrication : n'hésitez pas à demander au vendeur des précisions sur ce point si elles n'apparaissent pas sur le flacon.

OÙ L'ACHETER ?

Dans le commerce, les meilleures adresses sont les herboristeries, les magasins de produits naturels, le rayon santé des parapharmacies et, bien sûr, les pharmacies. Mais l'e-commerce reste une ressource très utile de producteurs aroma ou de magasins spécialisés en huiles essentielles. Certains sites Internet mettent un point d'honneur à commercialiser des produits purs, bio (ou issus de plantes sauvages), microfiltrés et tout à fait abordables… Ils disposent également de tout le nécessaire (flacon à pompe, compte-gouttes, base lavante…) pour réaliser ses produits maison dans les meilleures conditions. Un site très réputé poursuit cette philosophie écologique en proposant des hydrolats conservés dans des flacons en plastique recyclable garantis sans phtalates ni bisphénols.

LA MEN POI EN PRAT

THE
VRÉE
IQUE

SOIGNER LE CORPS ET L'ESPRIT

Migraine, règles douloureuses, coups, nausées, nous allons voir de quoi est capable notre huile essentielle de menthe poivrée pour soigner les bobos du quotidien.

Remarques :

- *Les huiles essentielles ne sont pas faites pour des traitements au long cours.* Sauf exception, les conseils seront suivis jusqu'à disparition des symptômes et 5 jours de suite maximum par voie orale.
- *Les huiles essentielles agissent très rapidement.* Si vous n'obtenez pas de résultats très nets dans les temps indiqués, ne vous obstinez

pas. Sans doute n'avez-vous pas posé le bon diagnostic et/ou ne prenez-vous pas la bonne huile essentielle. Consultez.

- *Soyez attentif à vos réactions.* Par voie orale, et parce qu'elle est très puissante, l'HE de menthe poivrée peut provoquer des effets indésirables chez certains, et notamment de type digestifs (brûlures d'estomac, douleurs…). Si tel est votre cas, parce que vous avez par exemple une muqueuse digestive sensible, diluez-la systématiquement dans de l'huile végétale (olive, tournesol…) à l'exclusion de tout autre support : miel, comprimé neutre… ou avalez des capsules d'huile essentielle de menthe poivrée. En revanche, pas d'inquiétude : l'HE de menthe poivrée n'est pas toxique, prise aux doses indiquées, contrairement à l'HE de menthe pouliot (dont il n'est pas question ici), renfermant une forte teneur en pulégone, une cétone dont le métabolite – appelé menthofurane – est toxique pour le foie, le rein et le poumon.

Abcès dentaire

Appliquez 1 à 4 fois au cours de la journée 1 goutte d'HE de menthe poivrée sur la gencive en regard de la dent (au niveau de la zone douloureuse), à l'aide d'un Coton-Tige.

Aérophagie

Déposez 1 goutte d'HE de menthe poivrée directement sous la langue ou posez-la sur le dessus de la main et lapez-la, 3 à 4 fois par jour si nécessaire.

Aigreurs d'estomac/ dyspepsie

Versez 1 goutte d'HE de menthe poivrée dans ½ cuillère à café d'HV d'olive et avalez en cours de repas. Répétez en cas de besoin.

+

Mélangez 2 gouttes d'HE de menthe poivrée et 10 gouttes d'HV de calendula. Appliquez en massages sur l'abdomen après chaque repas pendant quelques jours.

Remarque : certaines études précisent que l'HE de cumin renforce l'action de celle de menthe poivrée pour traiter ce problème. Aussi vous pouvez essayer un mélange des deux (1 goutte de chaque dans l'HV d'olive et dans l'huile de massage).

Allaitement (arrêter l')

Laissez fondre dans la bouche 2 gouttes d'HE de menthe poivrée sur 1 comprimé neutre, 3 fois par jour.

+

Appliquez 2 gouttes d'huile essentielle de menthe poivrée sur chaque sein en massant doucement 4 fois par jour pendant 2 à 3 jours.

Attention : à partir du moment où vous prenez de l'huile essentielle de menthe poivrée, vous devez cesser totalement d'allaiter. Cette huile essentielle passe dans le lait maternel et ne convient pas au bébé.

Allergie saisonnière

Voir « Rhume des foins » (p. 76).

Angine

Versez 2 gouttes d'HE de menthe poivrée dans ½ verre d'eau tiède. Remuez soigneusement et faites des gargarismes 3 fois par jour pendant 3 jours.

Appétit (manque d')

Diluez 1 goutte d'HE de menthe poivrée dans ½ cuillère à café de miel et avalez avant les repas. À prendre en cure d'une vingtaine de jours grand maximum (si une journée suffit, tant mieux !).

Choc physique

Appliquez 1 goutte d'HE de menthe poivrée, pure s'il s'agit d'une zone restreinte (doigt coincé dans une porte), diluée dans 1 à 2 gouttes d'HV en cas de zone choquée plus étendue (genou ou haut de cuisse par exemple).

Colique

Mélangez 2 gouttes d'HE de menthe poivrée et 5 ml d'HV de noisette. Massez doucement en mouvements circulaires sur l'abdomen et couvrez d'une bouillotte chaude.

Concentration (révisions, examen, travail, conduite automobile)

Déposez 1 goutte de menthe poivrée sur la langue ou sur un sucre à laisser fondre en bouche toutes les heures.

Constipation

Mélangez 1 goutte d'HE de menthe poivrée dans 1 cuillère à café d'HV de noisette et appliquez sur le ventre en mouvements circulaires dans le sens des aiguilles d'une montre. Renouvelez l'application 2 fois par jour.

Contracture musculaire

Voir « Douleurs musculaires » (p. 58).

Convalescence

Versez 1 goutte pure d'HE de menthe poivrée sur la langue (ou sur le dos de la main, que vous lapez), matin et soir pendant 2 à 3 semaines.

Coup de soleil

Vaporisez sur la peau malmenée, autant de fois par jour que souhaité, de l'hydrolat de menthe poivrée, idéal pour une sensation de fraîcheur et calmer une peau inconfortable, qui « tire ». Parfait pour le visage, les pieds, les bras, le dos, la poitrine…

Courbature

Appliquez 4 à 6 gouttes (selon taille de la zone musculaire touchée) d'HE de menthe poivrée diluées dans 1 cuillère à café d'HV d'arnica avant et après l'effort physique. La menthe est idéale pour le réveil, puis l'apaisement musculaire. Frictionnez les muscles sollicités juste avant l'effort, puis procédez à un massage plus profond, plus lent, juste après l'effort.

Crise de foie

Versez 1 goutte d'HE de menthe poivrée dans ½ cuillère à café de miel et avalez en fin de repas, 3 fois par jour pendant 3 jours.

+

Mélangez 2 gouttes d'HE de menthe poivrée et 10 gouttes d'HV de noisette. Appliquez en massage sur l'abdomen 3 fois par jour.

Décalage horaire (jet lag)

Posez 1 goutte d'HE de menthe poivrée sur un comprimé neutre à avaler 4 fois par jour pendant 3 jours.

Démangeaisons

Dans un flacon, mélangez 1 ml d'HE de menthe poivrée et 30 ml d'HV de calendula. Appliquez 3 à 8 gouttes de ce mélange (selon l'étendue de la surface à traiter) localement, 4 fois par jour jusqu'à disparition des symptômes.

Vous pouvez aussi vaporiser de l'hydrolat de menthe poivrée autant de fois par jour que souhaité. Parfait contre urticaire, eczéma, prurits…

Déprime

Déposez 1 goutte d'HE de menthe poivrée sur chaque poignet et respirez profondément 3 à 4 fois par jour.

Difficulté à avaler, douleurs thoraciques (hors douleurs cardiaques)/dysphagie

Versez 1 goutte d'HE de menthe poivrée dans ½ cuillère à café d'HV (olive…) et avalez en cours de repas, 3 fois par jour pendant 3 jours.

+

Mélangez 2 gouttes d'HE de menthe poivrée et 10 gouttes d'HV de noisette. Appliquez en massage sur l'abdomen 3 fois par jour.

Attention : il faut absolument consulter pour connaître l'origine de ces sensations de gêne ou d'obstacle à la déglutition (sensation d'étouffer, que les aliments restent « coincés », qu'ils ne veulent pas « descendre »…). Il peut s'agir de stress, mais aussi de cause neurologique, ORL, médicale (par exemple un traitement anticancer qui coupe la faim), d'une tumeur…

Digestion lente

Posez 1 goutte d'HE de menthe poivrée directement sur la langue, sur un comprimé neutre, dans une cuillère à café d'HV d'olive ou encore de miel que vous plongez dans une infusion (de menthe ou de romarin si possible). Buvez à la fin de chaque repas durant quelques jours.

Douleurs musculaires et articulaires

Mélangez 2 gouttes d'HE de menthe poivrée et 20 gouttes d'HV d'arnica. Frictionnez les articulations et muscles douloureux. En cas de contracture musculaire, cherchez le point douloureux à proximité et appuyez fort dessus en tournant votre pouce, pour libérer ce *trigger point* (= « point gâchette »).

Ecchymose (bleu)

Versez 2 gouttes d'HE de menthe poivrée dans un, bol d'eau glacée. Placez un tissu fin sur la surface de l'eau pour absorber l'huile essentielle. Essorez grossièrement le tissu et appliquez-le sur l'ecchymose pendant 15 à 20 minutes.

Entorse

Versez 2 gouttes d'HE de menthe poivrée dans un bol d'eau glacée. Placez un tissu fin sur la surface de l'eau pour absorber l'huile. Essorez grossièrement le tissu et appliquez-le sur l'entorse pendant 15 à 20 minutes.

Épuisement nerveux

Respirez à même le flacon ouvert d'HE de menthe poivrée, calmement et profondément, plusieurs fois dans la journée.

Versez 1 goutte d'HE de menthe poivrée dans ½ cuillère à café de miel et laissez fondre en bouche. À répéter selon les besoins.

Estomac (douleurs)

Posez 1 goutte d'HE de menthe poivrée sur 1 comprimé neutre, ½ sucre ou 1 cuillère à café d'HV d'olive et avalez à la fin des repas, 2 à 3 fois par jour jusqu'à cessation totale des brûlures.

+

Massez la zone de l'estomac avec 2 gouttes d'HE de menthe poivrée diluées dans 5 gouttes d'HV de noisette entre les repas plusieurs fois par jour, pendant 4 à 5 jours.

Voir aussi « Dyspepsie » (p. 48).

Extraction dentaire/ soins dentaires en cours

Votre bouche a été malmenée, ça saigne un peu, ça tire, ça fait mal, vous n'osez rien « toucher »… Faites des bains de bouche avec 1 cuillère à soupe d'hydrolat de menthe poivrée diluée dans ¼ de verre d'eau tiède. En cas de petites plaies, vaporisez directement l'hydrolat dessus, 2 à 3 fois par jour.

Fatigue

(ponctuelle, lendemain de mauvaise nuit ou en période de surmenage)

Posez 1 goutte d'HE de menthe poivrée directement sur la langue matin, midi et soir.

+

Mélangez 6 gouttes d'HE de menthe poivrée et 10 ml d'HV de noisette. Massez-vous les tempes (sans trop approcher des yeux) avec ce mélange, puis frictionnez énergiquement vos avant-bras et vos mollets.

Attention : toute fatigue prolongée a priori sans raison doit vous pousser à consulter !

Fatigue en voiture

Si vous devez conduire de longues heures, versez quelques gouttes d'HE de menthe poivrée dans votre diffuseur pour voiture branché sur l'allume-cigare, cela vous tiendra en éveil, stimulera votre attention et atténuera la fatigue.

Fatigue mentale

Massez les tempes, le front et les poignets avec 1 goutte d'HE de menthe poivrée diluée dans 3 gouttes d'HV de noisette, 3 fois par jour pendant 10 jours. Attention, n'approchez pas trop près des yeux.

Flatulences

Diluez 1 goutte d'HE de menthe poivrée dans ½ cuillère à café de miel ou d'HV d'olive et laissez fondre en bouche après le déjeuner et le dîner.

Foie fatigué

Posez 1 goutte d'HE de menthe poivrée sur ½ cuillère à café d'HV d'olive et laissez fondre en bouche matin et soir.

Gastro-entérite

Posez 1 goutte d'HE de menthe poivrée sur le dessus de la main et lapez 3 à 5 fois par jour entre les repas.

+

Mélangez 3 gouttes d'HE de menthe poivrée et 10 gouttes d'HV de noisette. Appliquez en massage sur le ventre 6 fois par jour pendant 5 jours.

Gencives douloureuses

Appliquez 1 goutte d'HE de menthe poivrée diluée dans 2 gouttes d'HV d'olive, de tournesol (ou encore de coco ou de sésame, parfaites pour les soins buccaux) sur les zones douloureuses, 2 ou 3 fois par jour.

Gueule de bois

Versez 2 gouttes d'HE de menthe poivrée sur un mouchoir et respirez profondément.

+

Posez 1 goutte d'HE de menthe poivrée directement sur la langue, ou sur le dos de la main que vous lapez.

+

Appliquez 1 goutte d'HE de menthe poivrée sur la tempe, là où ça fait mal. Massez lentement. Renouvelez si nécessaire jusqu'à 3 fois dans la journée.

+

Allongé sur un lit ou un canapé, appliquez 2 gouttes d'HE de menthe poivrée diluées dans 10 gouttes d'HV d'amande douce sur la région hépatique en massant doucement. Renouvelez toutes les 4 heures jusqu'à vous sentir mieux.

Hépatite virale

Versez 2 gouttes d'HE de menthe poivrée dans ½ cuillère à café de miel et laissez fondre en bouche 3 fois par jour, par cures de 20 jours.

+

Mélangez 2 gouttes d'HE de menthe poivrée dans 10 gouttes d'HV de noisette. Appliquez en massage sur la région du foie, matin et soir pendant 20 jours.

Herpès

Diluez 1 goutte d'HE de menthe poivrée dans 1 goutte d'HV de calendula et appliquez sur le bouton de fièvre jusqu'à 5-6 fois par jour (grand maximum).

Hypotension artérielle

Mélangez 5 gouttes d'HE de menthe poivrée dans 1 cuillère à soupe d'HV de noisette. Faites un massage de tout le corps une fois par semaine.

+

Versez 1 goutte d'HE de menthe poivrée dans 1 cuillère à café d'HV d'olive et avalez 2 fois par jour (de préférence le matin et à midi, évitez le soir).

+

Appliquez 1 goutte d'HE de menthe poivrée sur la face interne des poignets et respirez profondément.

Indigestion

Mélangez 2 gouttes d'HE de menthe poivrée et 5 ml d'HV de noisette et appliquez en massage sur la région de l'estomac 3 fois par jour.

+

Sucez un comprimé neutre (ou ½ cuillère à café de miel) sur lequel vous aurez posé 2 gouttes d'HE de menthe poivrée, 3 fois en 24 heures.

Jambes lourdes

Mélangez 5 gouttes d'HE de menthe poivrée dans 10 ml d'HV de calophylle.

Versez un peu du mélange dans le creux de votre main et réchauffez-le en frottant vos mains l'une contre l'autre. L'huile végétale de calophylle est « frileuse », prenez le temps de la réchauffer. Asseyez-vous, posez un pied sur la cuisse opposée et massez-vous la plante depuis les orteils en allant vers le talon pendant une bonne minute. Allongez la jambe, posez votre pied sur une chaise et poursuivez le massage en remontant vers la cuisse : placez vos mains de part et d'autre de la jambe et remontez doucement, de façon fluide et régulière, sans jamais masser vers les pieds. Votre poing fermé, donnez des coups légers sur l'extérieur de la cuisse. Rassemblez vos mains et avec la pulpe des doigts, massez en formant des cercles autour des genoux. Des deux mains, malaxez votre mollet, puis terminez cette jambe avec des massages-lissages depuis le pied jusqu'au haut de la cuisse. Changez de jambe.

Ce massage est un peu long, car il faut compter 3 minutes rien que pour masser les pieds et 5 minutes par jambe.

+

Vous pouvez aussi vaporiser autant de fois par jour que souhaité de l'hydrolat de menthe poivrée.

Laryngite

Appliquez 2 gouttes d'HE de menthe poivrée diluées dans 10 gouttes d'HV de noisette en suivant le trajet des sinus, autour de l'oreille, sur la gorge, 3 fois par jour (attention de ne pas trop approcher des yeux).

Attention : voir mise en garde « gorge » (p. 12).

Mal au dos/lombalgie/ lumbago

Mélangez 2 gouttes d'HE de menthe poivrée à 10 gouttes d'HV d'arnica, appliquez en massages longs, lents, jusqu'à 3 fois par jour si besoin.

Mal des transports

Versez 1 goutte d'HE de menthe poivrée sur un demi-sucre, sur le dessus de la main à laper ou directement sur la langue. Laissez fondre en bouche. Renouvelez autant de fois que nécessaire pendant le voyage.

Femmes enceintes : remplacez l'HE de menthe poivrée par de l'HE de gingembre.

+

Respirez à même le flacon d'HE de menthe poivrée ouvert.

+

Avant de prendre la route, buvez un mélange à parts égales d'eau et d'hydrolat de menthe poivrée.

Mauvaise haleine

Cas d'urgence : versez 1 goutte d'HE de menthe poivrée directement sur la langue.

+

En soin pluriquotidien : versez 1 goutte d'HE de menthe poivrée dans un petit verre d'eau. Prenez le tout en bouche (éventuellement en 2 fois), promenez le liquide partout le long des joues, de la langue, sous la langue, le long du palais, puis recrachez. Ce bain de bouche rafraîchit l'haleine pour quelques heures. Renouvelez après chaque repas, et dès que le besoin s'en fait sentir.

+

Vaporisez autant de fois par jour que souhaité de l'hydrolat de menthe poivrée en bouche, pour plus de salive (un manque de salive provoque une mauvaise haleine) et plus de fraîcheur, dans tous les sens du terme !

Attention : consultez ! La mauvaise haleine persistante n'est pas normale.

Mauvaise humeur

Déposez sur un mouchoir 2 gouttes d'HE de menthe poivrée. Respirez profondément 2 à 3 fois dans la journée.

Maux de tête, migraine

Appliquez 2 gouttes pures d'HE de menthe poivrée sur les tempes et le front (attention, évitez les yeux).

Ou

Si vous êtes chez vous, préparez plutôt des compresses humides : passez-les sous le robinet d'eau fraîche et versez dessus 2 gouttes d'HE de menthe poivrée. Appliquez-les sur le front quelques minutes. Ce sera encore plus apaisant.

+

Avalez 1 goutte d'HE de menthe poivrée diluée dans ½ cuillère à café de miel plongée dans une tasse de thé ou de tisane.

+

Diffusez quelques gouttes d'HE de menthe poivrée 2 fois par jour durant 10 minutes.

Nausées postopératoires, digestives, de transport, de migraine...

Versez 2 gouttes d'HE de menthe poivrée sur un mouchoir et respirez chaque fois que la sensation de malaise apparaît. Ou, encore plus simple, respirez la menthe à même le flacon ouvert.

+

Posez 1 goutte d'HE de menthe poivrée sur le dos de la main et lapez, ou sur ½ cuillère à café de miel ou d'HV d'olive, et laissez fondre en bouche. Répétez, si besoin, 4 à 6 fois maximum dans la journée.

Remarque : plusieurs études ont montré l'efficacité de la prise de capsules d'HE de menthe poivrée contre les nausées provoquées par une chimiothérapie anticancer. On peut préparer des glaçons à l'HE de menthe poivrée à la maison et les sucer pour apaiser à la fois les nausées et les douleurs dans la bouche (aphtes…) liées au traitement, mais parlez-en à votre cancérologue.

Névrite

Diluez 1 goutte d'HE de menthe poivrée dans 4 gouttes d'HV de calendula et appliquez sur le trajet douloureux. Renouvelez jusqu'à 5-6 fois par jour, grand maximum.

Nez bouché

Posez 2 à 3 gouttes d'HE de menthe poivrée sur un mouchoir et respirez. Renouvelez autant de fois que nécessaire dans la journée.

Pieds fatigués, gonflés, douloureux

Vaporisez de l'hydrolat de menthe poivrée sur, sous les pieds, entre les orteils. Laissez sécher à l'air libre. Renouvelez autant de fois par jour que souhaité.

+

Le soir, complétez par un massage aromatique à l'HE de menthe poivrée (voir « Jambes lourdes », p. 67).

Rage de dents

Faites un bain de bouche avec 3 gouttes d'HE de menthe poivrée versée dans ½ verre d'eau. Renouvelez plusieurs fois dans la journée, en alternant si possible avec l'HE de giroflier (ou de clou de girofle). Et prenez vite rendez-vous chez votre dentiste !

Règles douloureuses, « crampes menstruelles » et douleurs féminines (endométriose...)

Posez 1 goutte d'HE de menthe poivrée pure sous la langue, ou sur le dos de la main et lapez. Renouvelez en cas de besoin. Vous pouvez aussi prendre des capsules d'HE de menthe poivrée, moins « violentes » en termes de goût, et qui viendront tout aussi bien vous soulager. Une étude a montré que cette huile essentielle est aussi efficace qu'un anti-inflammatoire non stéroïdien contre les douleurs menstruelles.

Rhume

Versez 3 gouttes d'HE de menthe poivrée sur un mouchoir et respirez tranquillement, longuement. Si pris suffisamment tôt, « bloque » le rhume et lève le mal de tête qui l'accompagne souvent.

Rhume des foins (allergie saisonnière, rhinite allergique)

Diffusez 6 gouttes d'HE de menthe poivrée au moment le plus problématique pour vous (souvent le matin ou en en matinée). Renouvelez si besoin une à deux fois dans la journée.

+

Diluez 1 goutte d'HE de menthe poivrée dans 1 goutte d'HV de macadamia et appliquez **sur** les ailes du nez (pas trop près des yeux !) et **dans** les narines (juste au début du nez), le cou ou la poitrine selon le point de départ de vos manifestations (nez qui coule, gorge irritée, toux…).

Sciatique

Mélangez 1 ml d'HE de menthe poivrée et 4 ml d'HV d'arnica. Appliquez en massages locaux légers le long du nerf à vif, 3 fois par jour.

Voir aussi « Mal au dos » (p. 69).

Sevrage tabagique (aide)

Forte envie d'en griller une ? Posez une trace d'HE de menthe poivrée sur le voile du palais.

Sinusite

Versez 2 gouttes d'HE de menthe poivrée dans un bol d'eau chaude et faites une inhalation 2 fois par jour pendant 10 minutes. Ne sortez pas pendant 2 heures.

+

Mélangez 2 gouttes d'HE de menthe poivrée dans 10 ml d'HV de noisette. Appliquez ½ cuillère à café de ce mélange en massages doux sur le front et au niveau des sinus de chaque côté du nez, 2 à 3 fois par jour.

Sport (pour améliorer ses performances)

Diluez 2 gouttes d'HE de menthe poivrée dans 1 cuillère à soupe de miel d'acacia et versez dans ½ litre d'eau, gazeuse ou non. Buvez au cours de la séance de sport.

En hiver, en extérieur, soyez plus généreux en miel. En été et/ou si vous transpirez beaucoup, soyez plus généreux en eau. Buvez 2 gorgées toutes les 15 minutes dès les premières 30 minutes d'effort effectuées.

Syndrome du côlon irritable

Mélangez 3 gouttes d'HE de menthe poivrée et 5 gouttes d'HV de noisette. appliquez en massage sur le ventre 4 à 6 fois dans la journée.

+

Essayez le traitement par voie orale de la gastro-entérite p. 63, mais si ça « brûle », prenez vos HE d'une autre manière.

Concernant spécifiquement cette maladie, certaines études recommandent l'huile essentielle de menthe poivrée sous forme de capsules ou de gélules à avaler. But : que l'HE se rende directement sur le lieu à traiter, à savoir dans l'intestin, sans irriter les muqueuses digestives fragilisées avant. Alors, ici, elle fait beaucoup de bien car elle est anti-inflammatoire, elle détend les muscles lisses digestifs (si souvent spasmés donc douloureux en cas de côlon irritable), elle apaise nettement l'inconfort. En plus, elle agit favorablement sur le microbiote intestinal.

Toux grasse

Mélangez 2 gouttes d'HE de menthe poivrée dans 10 ml d'HV de noisette. Frictionnez la poitrine et le haut du dos avec 8 gouttes du mélange 2 fois par jour jusqu'à disparition des symptômes.

Toux sèche

Versez 2 gouttes d'HE de menthe poivrée sur un mouchoir et respirez chaque fois que c'est nécessaire.

Transpiration excessive

Dans un flacon de 5 ml, mélangez 10 gouttes d'HE de menthe poivrée et 1 cuillère à café d'alcool à 70°. Appliquez 2 gouttes de ce mélange matin et soir sur les zones corporelles dont la sudation est trop importante.

Attention : pas sur peau irritée (rasoir...).

+

Vaporisez autant de fois par jour que souhaité de l'hydrolat de menthe, idéal pour une sensation de fraîcheur. À destination du visage, des pieds et des mains, du corps...

Remarque : la transpiration excessive peut mener à des problèmes de peau. L'HE de menthe poivrée peut avoir une efficacité sur certains staphylocoques (mais pas sur tous) et sur certains *candida* responsables de mycoses (mais elle est plutôt faible). Pour encore plus d'efficacité, associez-la à l'HE de tea tree (arbre à thé) ou de laurier noble pour tous les troubles cutanés en rapport avec des bactéries ou des champignons microscopiques.

Ulcère à l'estomac

➡ Uniquement en complément du traitement prescrit par votre médecin, et avec son accord.

Versez 2 gouttes d'HE de menthe poivrée dans ½ cuillère à café de miel et laissez fondre en bouche. Renouvelez 2 fois par jour.

+

Mélangez 1 goutte d'HE de menthe poivrée et 5 gouttes d'HV de noisette. Appliquez en massages légers sur l'estomac, 3 fois par jour.

Urticaire

Mélangez 1 noix de gel d'aloe vera et 1 à 2 gouttes d'HE de menthe poivrée. Appliquez sur la zone en crise. Bonheur !

Vertiges

Mélangez dans un flacon 4 cuillères à soupe de gros sel gris et 10 gouttes d'HE de menthe poivrée. Secouez bien. Un vertige arrive ? Respirez profondément à même le flacon ouvert (« Mes sels ! »). Pas de sel ? Versez 2 gouttes d'HE de menthe poivrée sur un mouchoir ou 1 goutte en « trait moustache » sous le nez, et respirez bien fort.

Vomissements

Voir « Nausées » (p. 72).

Zona

Diluez 1 goutte d'HE de menthe poivrée dans 4 gouttes d'HV de calendula et appliquez sur la zone douloureuse jusqu'à 5-6 fois par jour (grand maximum). Ce sera encore plus efficace si vous alternez avec de l'HE de tea tree (arbre à thé), de niaouli, de ravintsara (antivirales) ou de lavande officinale (apaisante et cicatrisante).

HYGIÈNE QUOTIDIENNE ET BEAUTÉ

On l'a dit haut et fort qu'on n'en voulait plus de ces phtalates, formaldéhydes et autres parabènes dans nos produits cosmétiques ! Une bonne solution, pour profiter au mieux des qualités naturelles de l'huile essentielle de menthe poivrée et de ses pouvoirs raffermissant, détoxifiant, tonifiant, sans y consacrer un budget pharaonique, consiste à fabriquer soi-même ses produits de beauté et de soins. Une huile végétale bien ciblée, quelques gouttes d'huile essentielle de menthe poivrée, zéro conservateur, un parfum en direct de la nature… tout est là pour le plaisir de se constituer une panoplie bien-être sur mesure.

LES SOINS POUR LE CORPS

Le massage

L'application des huiles essentielles est très courante en aromathérapie, et souvent très efficace. La pénétration au travers de la peau est rapide, tandis que l'action est progressive et durable : les principes actifs de l'huile essentielle travaillent à la fois sur l'épiderme et en profondeur, car elle traverse les couches cutanées et diffuse dans l'ensemble du corps. La peau est donc un terrain de choix pour se soigner et se faire du bien. Mais les huiles essentielles sont puissantes ; utilisées pures, elles peuvent irriter l'épiderme. C'est pourquoi il faut toujours les mélanger à une huile végétale avant de procéder au massage. Comptez 20 gouttes d'huile essentielle pour 10 ml d'huile végétale.

Les bons outils pour préparer son mélange
1 flacon d'huile essentielle de menthe poivrée ;
1 flacon d'huile végétale ;
1 flacon propre et vide, d'une contenance de 10 ml, en verre teinté.

MASSAGE JAMBES DE GAZELLE

Mélangez 5 gouttes d'HE de menthe poivrée dans 10 ml d'HV de calophylle.

Versez un peu du mélange dans le creux de votre main et réchauffez-le en frottant vos mains l'une contre l'autre. L'HV de calophylle est « frileuse », prenez le temps de la réchauffer. Asseyez-vous, posez un pied sur la cuisse opposée et massez-vous la plante depuis les orteils en allant vers le talon pendant une bonne minute. Allongez la jambe, posez votre pied sur une chaise et poursuivez le massage en remontant vers la cuisse : placez vos mains de part et d'autre de la jambe et remontez doucement, de façon fluide et régulière, sans jamais masser vers les pieds. Votre poing fermé, donnez des coups légers sur l'extérieur de la cuisse. Rassemblez vos mains et avec la pulpe des doigts, massez en formant des cercles autour des genoux. Des deux mains, malaxez votre mollet, puis terminez cette jambe avec des massages-lissages depuis le pied jusqu'au haut de la cuisse. Changez de jambe.

Ce massage est un peu long, car il faut compter 3 minutes rien que pour masser les pieds et 5 minutes par jambe.

La douche

Et si vous transformiez cette corvée matinale en un petit répit cocoon, avant d'aller braver la vraie vie ? Une douche bien chaude, quelques gouttes d'huiles essentielles enveloppées dans la vapeur, leur fragrance qui vient réveiller vos narines, puis votre corps tout entier, c'est la promesse des douches aromatiques. Ça ne prend pas plus de temps que d'habitude, puisqu'on peut ajouter les huiles essentielles directement dans son gel douche. Il sera bien assez tôt, une fois séché, de penser au milliard de tâches qui ponctuent le planning de la journée.

GEL DOUCHE FRAÎCHEUR

Versez une dose de gel douche neutre dans votre main, ajoutez 2 ou 3 gouttes d'HE de menthe poivrée, mélangez avec le doigt. Appliquez le tout sur peau humide, massez légèrement, puis rincez. Terminez par un jet d'eau tiède (fraîche c'est mieux, mais un peu violent pour le matin) pour doper votre circulation sanguine, en commençant par les pieds et en remontant vers les épaules. Insistez sur le ventre, les seins et les cuisses. Essuyez-vous en tamponnant la serviette, sans frotter.

Le savon

SAVON TONIQUE

Râpez 90 g de savon de Marseille blanc et sans parfum (ou le même poids de savon en version paillettes) et faites-le fondre doucement au bain-marie en remuant. Mélangez 1 cuillère à soupe d'HV de macadamia et 20 gouttes d'HE de menthe poivrée et hors du feu incorporez-les au savon fondu. Remuez à nouveau. Versez la préparation tiède dans un moule en silicone et laissez sécher 24 heures avant de démouler.

Le sauna

Tout le monde n'a pas un sauna chez soi, à moins d'être finlandais, mais (presque) tout le monde y a droit. Il est vrai que la chaleur qu'il dégage, aussi sèche soit-elle, accélère le rythme cardiaque, mais cela serait bénéfique pour notre système circulatoire. Surtout, a-t-on trouvé mieux pour transpirer, éliminer les toxines, évincer les cellules mortes… en restant confortablement assis ?
Pas de doute : l'huile essentielle de menthe poivrée va trouver ici un terrain de choix pour renforcer les bienfaits du sauna en distillant ses propres vertus.

SAUNA STIMULANT

Versez 4 gouttes d'HE de menthe poivrée dans 300 ml d'eau, puis versez sur la source de chaleur (charbons ou pierres).

L'exfoliant

De l'air ! Elle n'en peut plus notre peau de toutes ces agressions qui l'étouffent. Elle veut bien faire son travail de titan, qui consiste à servir de bouclier pour nous protéger de l'environnement, réguler notre température, fermer nos blessures, mais elle est encore plus efficace avec un coup de main. L'hydrater, l'oindre de crèmes anti-âge, la farder… ces gestes nous sont plus spontanés parce que nous voulons reculer, voire masquer les marques du temps qui passe. Mais l'aider à se régénérer, on y pense moins ! Les huiles essentielles sont un excellent alibi pour installer l'exfoliant dans nos soins réguliers : leur action sera démultipliée par le travail du gommage, qui fait place nette en éliminant les cellules mortes et autres impuretés.

Le moment idéal est avant de prendre sa douche ou son bain, puisqu'il va falloir se rincer. Ou alors pendant : on file sous la douche, on se lave, on ferme le robinet d'eau le temps de faire son gommage, et hop, on rince. Alors se pose la question : sur peau sèche ou humide ? C'est surtout une question de confort, certains épidermes très sensibles supportent mal le gommage à sec. Dans tous les cas, prélevez un peu de mélange, appliquez-le en formant des mouvements circulaires. Insistez sur les zones à peau calleuse : genoux, coudes, talons… Prenez votre temps. Rincez à grande eau, tiède, et terminez par un jet d'eau froide.

GOMMAGE « FRAÎCHEUR DE VIVRE »

Mélangez 2 cuillères à soupe de sel fin, 3 cuillères à soupe de sucre roux en poudre, 3 cuillères à soupe d'HV d'argan et 3 gouttes d'HE de menthe poivrée. Rincez soigneusement à l'eau presque froide.

Le produit solaire

Personne ne l'ignore aujourd'hui, la meilleure protection solaire c'est… de se mettre à l'ombre ! Certains font l'autruche (la tête dans le sable est protégée, mais le corps trinque quand même) : ils ne se préparent pas à l'exposition et, au mieux, utilisent des produits de synthèse, efficaces mais douloureux pour la planète et pas forcément inoffensifs pour la santé. Les produits solaires faits maison aux huiles essentielles ne sont pas aussi sophistiqués que leurs homologues, mais ils sont doux pour l'environnement et pour le corps. Protégez-vous avec vos produits naturels et suivez les conseils de sécurité d'usage : pas de longue exposition, pas aux heures les plus chaudes (12 heures-16 heures), un chapeau, des lunettes…

SPRAY BODYGUARD

Dans un flacon-spray d'une contenance de 30 cl, versez 10 cl d'HV de sésame, 20 cl d'HV de jojoba et 5 gouttes d'HE de menthe poivrée. Agitez énergiquement et avant de vaporiser sur le visage et sur le corps pour chaque exposition.

Le déo

Les déos transpirent à grosses gouttes, ces derniers temps : épinglés par les « policiers sanitaires » pour usage d'aluminium et de parabens, ils sont soupçonnés d'embarquer les pires substances cancérogènes. Et pourtant, il faut bien faire quelque chose pour endiguer les odeurs de transpiration ! Les HE et leurs propriétés antiseptiques sont ici encore tout indiquées pour tordre le cou aux bactéries responsables de ces odeurs, sans artifice.

DÉO FABULEUX

Versez de l'alcool à 90° dans une cuillère à café, ajoutez 1 goutte d'HE de menthe poivrée. Aussitôt après la toilette, séchez soigneusement vos aisselles ou vos plantes de pieds, puis appliquez-y le mélange versé sur un morceau de coton. Et si vous êtes nostalgique du côté pratique de votre déo « roll on », réjouissez-vous, il existe des « roll on » vides dans le commerce.

LES SOINS POUR LE VISAGE

La nature est décidément bien faite, notre huile essentielle de menthe poivrée est experte ès peaux, c'est-à-dire qu'elle a des vertus cicatrisantes et assainissantes. Peau de bébé, rides d'expression ou pattes d'oie… demandez le programme !

GOMMAGE ☺ ☺ ☺

Dans un bol, versez 1 cuillère à soupe d'hydrolat de menthe poivrée, 2 cuillères à soupe d'HV de noyau d'abricot, 2 gouttes d'HE de menthe poivrée et 2 cuillères à soupe de poudre d'amandes. Mélangez bien pour obtenir une crème épaisse. Prélevez un peu de mélange du bout des doigts et appliquez-le sur votre visage et votre cou en décrivant des petits cercles et en insistant sur la zone « à risques » (front, nez menton). Recommencez jusqu'à épuisement de votre préparation puis rincez à l'eau de source. Séchez consciencieusement en tapotant avec une serviette éponge.

MASQUE À OXYGÈNE

Versez 3 gouttes d'HE de menthe poivrée sur 50 g d'argile en pâte, mélangez bien. Humidifiez votre visage avec un coton imbibé d'hydrolat de menthe poivrée et appliquez la préparation en couche épaisse. Laissez poser 10 minutes, puis rincez à l'eau tiède.

VODKA TONIQUE

Dans un flacon en verre, versez 100 ml d'hydrolat de menthe poivrée, 4 cuillères à soupe de jus de citron, 1 cuillère à soupe de vodka et 2 gouttes d'HE de menthe poivrée, remuez énergiquement. Laissez reposer 1 journée et 1 nuit avant d'appliquer sur le visage et le cou à l'aide d'un coton imbibé.

BAUME JOUVENCE

Faites tiédir ½ cuillère à café de cire d'abeille, 1 cuillère à café d'HV d'amande douce, 1 cuillère à café de beurre de cacao au bain-marie à feu doux, en remuant. Hors du feu, ajoutez 2 gouttes d'HE de menthe poivrée, sans cesser de remuer. Versez dans un petit pot et placez au réfrigérateur.

RÉVEILLE-TEINT

Matin et soir, aspergez votre visage d'eau très fraîche une fois qu'il est nettoyé. Vaporisez de l'hydrolat de menthe poivrée, puis massez avec un peu d'HV d'amande douce. C'est tout, aucune autre crème ou huile !

SE RÉGALER

Se régaler ? On est toujours partants. Et sans retenue, quand la créativité et les arômes naturels sont de la fête. La cuisine aux huiles essentielles promet des expériences gustatives étonnantes, et pas seulement aux cuisiniers confirmés ; la facilité d'utilisation s'adresse à tous les curieux. Mais attention, main lourde s'abstenir ! L'huile essentielle n'est pas un ingrédient comme les autres, pas même comme une pincée de poudre de cannelle ou de thym ; sa saveur et son parfum sont près de 50 fois plus concentrés que la plante, la graine ou la feuille dont elle est extraite. Quand la recette dit « 1 goutte », n'interprétez pas 2 gouttes sous prétexte que vous adorez la menthe, la goutte en trop peut tout gâcher. Et si vous voulez voler de vos propres ailes, commencez par 1 goutte d'huile essentielle par personne, goûtez, et augmentez la dose si besoin. Plats froids ou cuisinés, les huiles essentielles ne se refusent rien, mais comme elles supportent mal la cuisson, il faudra les ajouter au dernier moment pour pouvoir profiter de leurs propriétés thérapeutiques : car voilà une autre raison d'inviter les huiles essentielles dans son assiette, les vertus santé si appréciées en aromathérapie. L'huile essentielle de menthe poivrée aux talents multitâches regorge de bienfaits qui « travailleront » en sourdine tandis que vous vous régalez.

LES MEILLEURES HUILES VÉGÉTALES (SUPPORTS POUR PLATS SALÉS)

Qui fait quoi ? Quelle huile est la plus riche en oméga 3, 6 ou 9 ? Et la mieux armée pour harmoniser notre statut en graisse ? Celle gorgée d'antioxydants, de vitamine E ? Toutes les huiles sont différentes, aucune n'est parfaite, même si les trois stars pour la santé restent l'huile d'olive, l'huile de noix et l'huile de colza, avec un équilibre record en bons acides gras. Pour profiter d'une panoplie complète de polyphénols, d'acides gras appropriés et de vitamines, il est donc important de varier les huiles dans son assiette. Ça tombe bien, car nous l'avons vu, pour inviter les huiles essentielles dans ses plats salés, il faut les marier avec une huile végétale pour qu'elles se dispersent bien ! L'huile d'olive, on la connaît par cœur, mais d'autres gagnent à être connues. Présentations.

Huile d'amande douce

Découvrez sa saveur particulièrement délicate, par exemple dans une salade tout en douceur d'avocat-crevettes réveillée par une touche d'huile essentielle de menthe poivrée.

Huile d'argan

Certains lui trouvent des accents de cacao, d'autres une saveur d'olive verte… à faire tester par vos propres papilles, parcimonieusement dans un premier temps, car elle a du caractère. Elle donnera donc du corps à un poisson blanc, un blanc de poulet ou de dinde, et accompagne aussi très bien les crudités et la salade.

Huile de colza

Sa grande force réside dans ses oméga 3, ces pépites dont notre organisme a absolument besoin mais qu'il ne peut produire lui-même. Ajoutez à cela un coenzyme spécialisé dans la protection du cœur et dans le renouvellement des cellules… elle ferait presque mieux que notre huile d'olive adorée et ses « bonnes graisses ». Pas de jalouses : l'idéal nutritionnel en acides gras est atteint lorsqu'elles sont ensemble. Prenez l'habitude de les marier dans vos recettes, vous profiterez des meilleurs apports santé et ne vous priverez pas du goût de l'huile d'olive, celui de l'huile de colza étant nettement plus discret. C'est consommée crue qu'elle veille le mieux sur notre santé.

Huile de noix

Encore une qui ne peut pas renier ses origines, elle sent la noix à plein nez et cette odeur puissante ne s'efface que devant sa maman la noix.

Huile d'olive

Est-ce bien raisonnable de présenter cette diva ? Elle a envahi notre cuisine, promenant sa touche méditerranéenne aussi bien dans une salade de tomates que dans une purée de pommes de terre. Il y a même des accros à la cuisine au beurre à qui elle a fait rendre les armes ! Notre amour pour elle est si grand (et notre palais tellement habitué à elle aujourd'hui) qu'on ne lui interdit aucun rapprochement avec les huiles essentielles, comme dans cette recette de salade de pêches tièdes à la feta où elle côtoie notre HE de menthe poivrée (voir p. 107).

Huile de pépins de courge

Adulée dans les pays germaniques pour ses vertus protectrices contre le cancer de la prostate, elle est peu connue par chez nous. Elle est pourtant intéressante, avec son petit arôme de noix ! Essayez-la dans une salade de mâche, en duo avec du vinaigre de cidre. Elle se prête mal à la friture, il vaut mieux l'utiliser à froid, dans des crudités.

Huile de sésame

Incontournable dans la cuisine asiatique, qui en abuse sous sa forme « toastée », l'huile de sésame apporte son petit goût de graines grillées avec bonheur dans les légumes, les poissons blancs. N'en abusez pas, elle est forte en goût et devient vite entêtante : 1 cuillère à café au fond d'un wok, une poignée de soja, ½ courgette en bâtons, quelques crevettes jetées dedans, trois allers-retours, et 1 goutte d'huile essentielle de menthe poivrée ajoutée hors du feu… un visa gustatif pour l'Asie !

LES SUPPORTS SUCRÉS

Voici les 2 meilleurs supports sucrés pour huiles essentielles, à la fois liquides (pour une dilution acceptable) et corrects pour la santé. Attention, ils restent des « formes de sucre » donc à consommer avec modération ! Vous pouvez aussi parfumer votre sucre habituel avec de l'HE de menthe poivrée : délice (voir p. 111) !

Le miel

C'est extrait à froid que l'or jaune conserve toutes ses vertus thérapeutiques ; dès lors que l'apiculteur « pressé » l'a chauffé (par exemple pour extraire le miel resté collé à la cire d'opercule), il se rapproche d'un sucre lambda. Pour supporter nos huiles essentielles, il devra se faire discret, avoir un goût « neutre », sans trop de caractère, comme le miel d'acacia. Un miel fort en bouche, de type sapin, ou montagne, écrasera le parfum de l'huile essentielle de menthe poivrée.

Le sirop d'érable

Indissociable des pancakes, chez nos cousins canadiens, il est bienvenu dans tous nos desserts, laitages, infusions, gâteaux, crêpes… Et s'il n'est pas toujours mis en vedette, c'est à cause de son prix, souvent élevé. Dommage, car c'est sans doute le « sucre » le plus riche en antioxydants.

MES MEILLEURES RECETTES

Recettes salées

VINAIGRETTE AROMATIQUE

Voici une association parfaite pour dynamiser votre vinaigrette. Réalisez une vinaigrette « de base », puis jouez du compte-gouttes pour l'aromatiser.

Vinaigrette de base :

- 1 cuillère à soupe de vinaigre de cidre (ou de Xérès, balsamique…)
- 1 cuillère à café de moutarde
- 2 cuillères à soupe d'huile d'olive + 1 cuillère à soupe d'huile de colza
- Sel, poivre

Dans la vinaigrette de base, ajoutez 1 goutte d'HE de menthe poivrée pour assaisonner vos crudités ou viandes froides…

DIP MENTHOLÉ

Pour 1 bol
Mixez 1 échalote, 1 gousse d'ail et 6 brins de persil plat. Ajoutez 100 g de yaourt nature, 10 g de crème allégée, 1 cuillère à soupe de vinaigre, 1 goutte d'huile essentielle de menthe poivrée, du sel et du poivre et redonnez un tour de mixeur. À servir en dip, avec des bâtonnets de légumes crus ou pour accompagner des pommes de terre au four, une viande ou un poisson froid.

SALADE DE PÊCHES TIÈDES À LA FETA

Pour 4 personnes
Pressez 1 citron vert. Pelez 4 pêches bien mûres, détaillez-les en quartiers, arrosez-les de la moitié du jus de citron vert. Saisissez-les 3 minutes dans une poêle antiadhésive bien chaude en les retournant à mi-cuisson. Dans un saladier, mélangez

2 cuillères à soupe d'huile d'olive avec 2 gouttes d'huile essentielle de menthe poivrée et le reste de jus de citron. Ajoutez 200 g de mesclun, 200 g de feta détaillée en dés, 1 oignon rouge émincé, du sel et du poivre. Mélangez et servez immédiatement.

CRÈME DE PETITS POIS MENTHOLÉE

Pour 4 personnes
Portez à ébullition ½ litre de bouillon de volaille, jetez-y 300 g de petits pois frais écossés et laissez cuire 10 minutes. Versez dans le blender avec 15 cl de crème liquide, salez, poivrez. Ajoutez quelques gouttes de Tabasco et 1 goutte d'huile essentielle de menthe poivrée. Filtrez à la passoire fine.

SAINT-JACQUES ENRUBANNÉES À LA MENTHE

Pour 4 personnes
Pressez 4 citrons verts, versez le jus sur 12 noix de Saint-Jacques. Laissez mariner au frais pendant 15 minutes en les retournant de temps en temps. À l'aide d'un économe, taillez de longs rubans

dans 1 concombre. Enroulez chaque noix de Saint-Jacques égouttée dans une lanière et transpercez-la d'une pique en bois pour la maintenir. Saupoudrez de sel. Arrosez de 1 goutte d'huile essentielle de menthe poivrée mélangée à 2 cuillères à soupe d'huile d'olive et placez au frais en attendant de servir.

Recettes sucrées

Les desserts

La menthe poivrée va faire pétiller vos desserts. L'arôme qu'elle apporte est plus profond que la feuille, et plus présent. Cerise sur le gâteau, pas besoin d'aller cueillir la menthe. D'une façon générale, pour parfumer vos gâteaux, ajoutez 4 gouttes d'HE, par exemple, pour 500 g de pâte. Et 2 gouttes pour 1 litre de crème, un flan ou un sorbet.

FLAN RICOTTA MENTHE-PISTACHES

Pour 4 personnes
Mixez 75 g de pistaches décortiquées non salées. À l'aide d'un batteur, montez 125 ml de crème fleurette en chantilly avec 75 g de sucre glace. Incorporez, tout en fouettant, la poudre de pistaches, 125 g de ricotta, quelques gouttes d'extrait d'amandes amères et 1 goutte d'huile essentielle de menthe poivrée. Chauffez 2 cuillères à soupe de crème fleurette, ajoutez 2 g d'agar-agar et portez à frémissements. Poursuivez la cuisson 2 minutes sans cesser de remuer. Laissez tiédir puis incorporez au mélange ricotta-pistaches. Répartissez dans 4 verrines, puis placez-les 2 heures au réfrigérateur.

DUO MENTHE-CHOCOLAT

Pour 4 personnes
Faites fondre 200 g de chocolat noir au bain-marie en remuant souvent. Mélangez 200 g de tofu soyeux avec 2 cuillères à soupe de sirop d'érable et 1 goutte d'huile essentielle de menthe poivrée, versez dans le chocolat et remuez. Montez 4 blancs d'œufs en neige, incorporez-les délicatement

à la préparation. Versez dans des ramequins et placez 12 heures au réfrigérateur.

BONBONS À LA MENTHE

Pour une vingtaine de bonbons
Versez 10 cl d'eau et 250 g de sucre de canne dans une casserole, faites fondre à feu doux. Ajoutez 250 g de miel et laissez cuire 15 minutes en remuant souvent. Hors du feu, ajoutez 5 gouttes d'huile essentielle de menthe poivrée. Huilez une plaque (avec un cadre ou dans la lèchefrite, sinon ça coule) et versez-y la préparation. Laissez refroidir 5 minutes, puis coupez des carrés de 1 cm de côté. Une fois les bonbons bien froids, conservez-les dans une boîte en métal.

SUCRE AROMATIQUE

Pour 100 grammes de sucre
Prélevez 100 g de votre « sucre basique », ajoutez-y 3 gouttes d'huile essentielle de menthe poivrée. Mélangez et laissez à l'abri de la lumière bien fermé quelques jours (mieux, 1 semaine, mais

résisterez-vous ?). Le jour « J », saupoudrez le sucre directement sur votre dessert (à travers un chinois ou une petite passoire, pour éviter les « grumeaux » d'huile essentielle) : compotée de fruits, salade de fraises, crème au chocolat…

Les boissons

Ici, vous pouvez mêler l'utile à l'agréable en préparant une boisson sur le pouce tout en ciblant les propriétés détoxifiantes de l'huile essentielle de menthe poivrée.

SIROP DE MENTHE

Pour 50 cl de sirop
Dans une bouteille, mélangez 50 cl de sirop d'érable, 10 gouttes d'huile essentielle de menthe poivrée. Versez 2 cl de ce sirop dans un verre d'eau, ajoutez 1 glaçon.

JUS DE GINGEMBRE À LA MENTHE

Pour 1 litre

Pelez 150 g de rhizome de gingembre et mixez-le. Mettez-le dans une carafe avec le zeste râpé et le jus de 1 citron bio. Ajoutez 140 g de sucre roux et 2 gouttes d'huile essentielle de menthe poivrée. Versez 1 litre d'eau bouillante, mélangez. Laissez tiédir la préparation. Couvrez d'un linge propre et entreposez dans un endroit chaud et sombre pendant 24 heures. Filtrez, mettez en bouteille. Placez au réfrigérateur et consommez dans les 5 jours.

DJINN TONIC (SANS ALCOOL)

Pour 1 litre

Pelez 150 g de racine de gingembre, mixez-le et mettez-le dans une carafe avec le jus d'un citron bio et son zeste râpé. Ajoutez 140 g de sucre et 4 g de crème de tartre (en vente sur Internet). Faites bouillir 1 litre d'eau, versez-la dans la carafe, mélangez. Quand la préparation a tiédi, ajoutez 2 gouttes d'huile essentielle de menthe, 8 g de levure fraîche de boulanger et remuez jusqu'à ce qu'elle soit complètement délayée. Couvrez avec un linge propre et entreposez dans un endroit chaud et sombre pendant 24 heures. Filtrez avec une passoire et mettez en bouteille plastique en prenant soin de laisser 4 cm d'air. Placez au réfrigérateur et consommer dans les 5 jours.

PARFUMER ET PRENDRE SOIN DE SA MAISON

Notre fée du bien-être a des pouvoirs antibactériens et des parfums naturels délicieux. Il n'en faut pas plus pour qu'elle devienne une fée du logis !
Une bouffée de menthe rafraîchissante qui semble s'échapper du réfrigérateur quand on l'ouvre, une poubelle toute fraîche… avec elle, c'est le ménage enchanté : pas de méchants agents polluants, pas d'ennemis de la planète, et une maison saine et parfumée. Et pour que tout soit aussi facile qu'avec les produits prêts à l'emploi du commerce, nous vous livrons des recettes qui ont fait la réputation de nos (arrière-)grands-mères.

Allez-y quand même doucement avec l'HE de menthe poivrée dans les produits d'entretien, car rappelez-vous que vous la « diluez » alors généralement dans de l'eau, de l'alcool ou du vinaigre, ce qui n'atténue en rien sa « violence » (contrairement à l'huile végétale, utilisée dans les soins). Aussi, vous vous exposez à des irritations et, peut-être, des difficultés respiratoires (voir mise en garde « gorge », p. 12). N'utilisez jamais de grandes quantités de gouttes dans votre préparations, ne faites pas le ménage avec des huiles essentielles – surtout celle de menthe poivrée – en présence de jeunes enfants de moins de 3-4 ans, de femmes enceintes/allaitantes, de personnes asthmatiques. Et aérez bien !

LA CUISINE

Odeur de frais dans la maison

Au moment de passer l'aspirateur, versez quelques gouttes d'HE de menthe poivrée sur des petites boules de coton, et aspirez le tout. L'aspirateur va promener sa touche revigorante partout où il passe !

Frigo purodeur

Versez 1 goutte d'HE de menthe poivrée sur une pierre poreuse telles que celles en terre cuite type « brûle-parfum » que l'on pose sur les ampoules, ou tout simplement une gaze (mais l'HE s'évaporera bien plus vite) et mettez-la dans la porte du réfrigérateur. Renouvelez régulièrement l'huile essentielle.

Poubelle plus belle

Une fois votre poubelle lavée et séchée, versez 2 gouttes d'HE de menthe poivrée sur une pierre poreuse, une gaze ou un coton que vous poserez au fond avant d'y installer le sac.

Micro-ondes rafraîchi

Versez 3 gouttes d'HE de menthe poivrée dans un bol d'eau. Faites « cuire » 3 minutes.

Bouilloire détartrée

Versez dans votre bouilloire 10 gouttes d'HE de menthe poivrée, 30 cl de vinaigre d'alcool et 30 cl d'eau. Mélangez bien. Le vinaigre d'alcool est le meilleur détartrant qui soit et il est encore plus efficace une fois chaud voire bouillant. Laissez « reposer » de quelques minutes à une heure. Votre bouilloire ressort absolument impeccable, et sans un microbe grâce aux HE.

LA SALLE DE BAINS ET LE PETIT COIN

Nettoyant et désinfectant pour toutes surfaces

Versez 15 gouttes d'HE de menthe poivrée dans 1 litre de vinaigre d'alcool. Secouez bien. Cette préparation économique et simplissime nettoie et désinfecte absolument toutes les surfaces.

WC mentholé

Une petite soucoupe sur laquelle vous poserez deux ou trois pierres poreuses de la taille d'un tout petit galet et quelques gouttes d'HE de menthe poivrée. Renouvelez 1 fois par semaine environ. Voilà vos toilettes très agréablement parfumées et assainies.

LA CHAMBRE

Dehors les acariens !

Diluez 10 gouttes d'HE de menthe poivrée dans 15 cl d'un mélange d'eau et d'alcool dénaturé (en pharmacie). Aspirez à fond, partout, y compris vos canapés, matelas, coussins (secouez-les, tapez-les…). Vaporisez 8 à 10 « pschitts » de votre mélange. Attendez 15 minutes. Repassez l'aspirateur. Aérez à fond 10 minutes. Renouvelez chaque semaine. Attention : pas d'enfant dans la pièce pendant les opérations !

LE SÉJOUR

Déodorant stimulant

Versez quelques gouttes d'HE de menthe poivrée dans un vaporisateur rempli d'eau (celui que vous utilisez pour arroser les feuilles de vos plantes d'intérieur, par exemple). Secouez bien, vaporisez largement dans la pièce.

LE JARDIN

Contre les fourmis

On ne plaisante pas avec les fourmis, il suffit de laisser se former la colonne pour qu'elles vous vident les placards. Dégainez l'arme qui… les enverra chez le voisin. Remplissez un flacon-spray de 25 cl d'alcool à 40°, ajoutez 10 à 15 gouttes d'HE de menthe poivrée et agitez bien. Plusieurs fois dans la journée et pendant plusieurs jours, pulvérisez le mélange sur le trajet des fourmis. Cette formule marche aussi contre les araignées et les mouches.

ANNEXE

Études scientifiques récentes sur l'huile essentielle de menthe poivrée

Courte sélection des études portant sur l'huile essentielle de menthe poivrée, dont le nom latin est *Mentha piperita*. Plusieurs centaines sont répertoriées dans les revues médicales les plus sérieuses.

- Toxicity and repellent activity of essential oil from Mentha piperita Linn. leaves and its major monoterpenoids against three stored product insects. *Environ Sci Pollut Res Int.* 2020.
- Volatile Terpenes and Brain Function: Investigation of the Cognitive and Mood Effects of Mentha × Piperita L. Essential Oil with In Vitro Properties Relevant to Central Nervous System Function. *Nutrients.* 2018.

- Elucidation of the synergistic action of Mentha Piperita essential oil with common antimicrobials. *PLoS One*. 2018.
- Effectiveness of Mentha piperita Leaf Extracts against Oral Pathogens: An in vitro Study. *J Contemp Dent Pract*. 2018.
- Phytochemical Screening and Biological Activity of Mentha × piperita L. and Lavandula angustifolia Mill. Extracts. *Anal Cell Pathol (Amst)*. 2018.
- Agrobiological Interactions of Essential Oils of Two Menthol Mints: Mentha piperita and Mentha arvensis. *Molecules*. 2019.
- Weed interference with peppermint (Mentha x piperita L.) and spearmint (Mentha spicata L.) crops under different herbicide treatments: effects on biomass and essential oil yield. *J Sci Food Agric*. 2018.
- Effect of Heat Stress on Yield, Monoterpene Content and Antibacterial Activity of Essential Oils of Mentha x piperita var. Mitcham and Mentha arvensis var. piperascens. *Molecules*. 2018.
- Characterisation of peppermint (Mentha piperita L.) essential oil encapsulates. *J Microencapsul*. 2019.

- Mentha piperita essential oils loaded in a chitosan nanogel with inhibitory effect on biofilm formation against S. mutans on the dental surface. *Carbohydr Polym.* 2019.
- Evaluation of the Antifungal Activity of Mentha x piperita (Lamiaceae) of Pancalieri (Turin, Italy) Essential Oil and Its Synergistic Interaction with Azoles. *Molecules.* 2019.
- Ethnomedicinal, phytochemical and pharmacological updates on Peppermint (Mentha × piperita L.)-A review. *Phytother Res.* 2020.

Cet ouvrage est composé de matériaux issus de forêts gérées durablement certifiées PEFC™.

Le Programme de reconnaissance des certifications forestières (PEFC™) est le plus grand organisme mondial indépendant de contrôle pour une gestion durable des forêts. Pour en savoir plus, consultez le site www.pefc-france.org

PEFC PEFC/14-38-00277

Achevé d'imprimer en mai 2020
par Novoprint
Dépôt légal : juin 2020
Imprimé en Espagne